中国居民
补碘指南

中华医学会地方病学分会
中国营养学会 编
中华医学会内分泌学分会

人民卫生出版社

图书在版编目（CIP）数据

中国居民补碘指南 / 中华医学会地方病学分会，中国营养学会，中华医学会内分泌学分会编 . —北京：人民卫生出版社，2018

ISBN 978-7-117-27208-7

Ⅰ. ①中… Ⅱ. ①中…②中…③中… Ⅲ. ①碘 - 营养缺乏病 - 防治 - 中国 - 指南 Ⅳ. ①R591.1-62

中国版本图书馆 CIP 数据核字（2018）第 182039 号

| 人卫智网 | www.ipmph.com | 医学教育、学术、考试、健康，购书智慧智能综合服务平台 |
| 人卫官网 | www.pmph.com | 人卫官方资讯发布平台 |

中国居民补碘指南

编　　写：中华医学会地方病学分会
　　　　　中国营养学会
　　　　　中华医学会内分泌学分会
出版发行：人民卫生出版社（中继线 010-59780011）
地　　址：北京市朝阳区潘家园南里 19 号
邮　　编：100021
E - mail：pmph @ pmph.com
购书热线：010-59787592　010-59787584　010-65264830
印　　刷：北京铭成印刷有限公司
经　　销：新华书店
开　　本：787×1092　1/32　印张：2.5
字　　数：38 千字
版　　次：2018 年 9 月第 1 版　2023 年 6 月第 1 版第 12 次印刷
标准书号：ISBN 978-7-117-27208-7
定　　价：25.00 元
打击盗版举报电话：010-59787491　E-mail：WQ @ pmph.com
（凡属印装质量问题请与本社市场营销中心联系退换）

《中国居民补碘指南》

制定专家委员会

主 任 委 员： 孙殿军　滕卫平　杨月欣

副主任委员： 申红梅　杨晓光　单忠艳

委　　　员（按姓氏拼音排序）

常素英　陈志辉　范丽珺　何宇纳

洪天配　贾清珍　李　敏　连小兰

刘　鹏　吕朝晖　苏晓辉　滕晓春

王　竹　王健辉　杨丽琛　张　波

张万起

前　言

　　中国是世界上碘缺乏病分布广泛、病情较严重的国家之一，根据20世纪70年代调查，我国各省、自治区、直辖市（除上海市）均有不同程度的碘缺乏病流行，全国有地方性甲状腺肿（地甲肿）患者近3500万人，地方性克汀病患者25万人[1]。20世纪90年代实施普遍食盐加碘（USI）政策前，全国1778个县有碘缺乏病的流行，地方性甲状腺肿患者776万，典型的地方性克汀病患者18.8万[2]。研究显示，出生和生活在碘缺乏地区的人群受到碘缺乏所致的不同程度的智力损害，碘缺乏地区学龄儿童的智商低于碘充足地区的儿童智商[3,4]。

　　20世纪50年代以来，我国在部分病区推行了食盐加碘。至1985年，全国29个病区省份中，18个省份的病区普及了加碘食盐，5个病区省份碘盐供应量达90%以上，使严重流行的碘缺乏病得到了有效控制，但距离消除还有较大差距。1991年，我国政府在联合国《儿童生存、保护和发展世界宣言》上签字，作出了中国到2000年消除碘缺乏病的承诺。1993年国务院召开了"中国2000年实现消除碘缺乏病目标动员会"，通过了《中国2000年消除碘缺乏病规划纲要》，采取了以普遍食盐加碘为主的防治策略，随后又颁布了《食盐加碘消除碘缺乏危害管理条例》和《食盐专营办法》等法规，使碘缺乏病的防治有了可靠的法律保障。到2000年，我国在国家水平上达到了基本消除碘缺乏病阶段目标；2010年，我国28个省（自治区、直辖市）实现了消除碘缺乏病目标，西藏、青海、新疆实现了基本消除碘缺乏病目标；2015年底，根据《全国地方病防治"十二五"规划》终期考核评估结果，全国94.2%的县实现了消除碘缺乏病目标。普遍食盐加碘干预措施的实施不仅使我国基本上消除了碘缺乏病，而且极大地改善了人群碘营养不良的状况。

当前我国居民中一般人群整体处于碘营养适宜的状态，但特需人群还面临碘营养缺乏的风险。首先，儿童碘营养从国家级、省级层面处于适宜水平，然而部分监测县儿童尿碘中位数不足100μg/L，处于碘营养缺乏状态；其次，儿童甲状腺肿大率（甲肿率）在国家级、省级水平上达到消除水平，但在县级水平上仍有部分县甲肿率超过5%[5]。再次，如果按照国际组织推荐的孕妇尿碘中位数150μg/L的适宜下限标准，我国约2/3的省份存在孕妇碘营养缺乏的现象，孕妇碘缺乏不仅影响自身健康，还影响其胎儿和新生儿的智力与身体正常发育。

另外，我国少数省份的部分县还存在水源性高碘地区和病区。根据2005年的水源性高碘地区调查结果，我国水源性高碘地区和病区分布在天津、河北、山东、江苏、安徽、河南、山西等省份的110个县（市、区），受威胁人口约3100万[6]。目前，我国对水源性高碘地区实施供应未加碘食盐策略，并且每年对措施的落实情况开展监测，同时对水源性高碘病区实施改水。

2017年，国家卫生计生委组织开展了全国生活饮用水水碘含量调查工作，覆盖全国30个省份（除西藏外）所有的乡，调查乡数为39 366个。调查结果显示，172个乡水碘含量大于300.0μg/L，878个乡水碘含量在100.0～300.0μg/L之间，5529个乡水碘含量在10.0～100.0μg/L之间，32 787个乡水碘含量在10.0μg/L以下[7]。可见，我国虽然有世界上已知范围最大的水源性高碘地区，但仍是一个自然环境普遍缺碘的国家。我们生存的自然环境是无法改变的，因此，碘缺乏病防治是一项长期工作，应坚持不懈。

目前，我国碘缺乏病防治工作面临双重任务。一方面，我国碘缺乏病的防治任务较以前更加艰巨和复杂。首先，由于食盐加碘防治措施得到有效落实，因碘缺乏所致严重疾病——克汀病和地甲肿已较为罕见，群众对碘缺乏危害认识不够，防治意识逐渐淡化；其次，随着盐业体制改革的推进，市场上供应食盐种类增多，居民更容易购买到未加碘食盐。另一方面，我国有世界上已知范围最大的水源性高碘地区，生活在这些地区的居民会受到甲状腺肿、亚临床甲状腺功能减退症、自身免疫性甲状腺炎等高碘的危害或威胁。为贯彻落实"因地制宜、分类指导、科学补碘"的策略，受国家卫生健康委员会疾病预防控制局委托，中华医学会地方病学分会、中国营养学会和中华医学会内分泌学分会共同制定了本指南，旨在使大众对补碘有科学、正确的认识，对地方病、营养、内分泌等专业人员在不同地区、不同人群的碘摄入方面进行科学指导，做到既要消除碘缺乏病，又要防止碘过量危害。

2018年5月

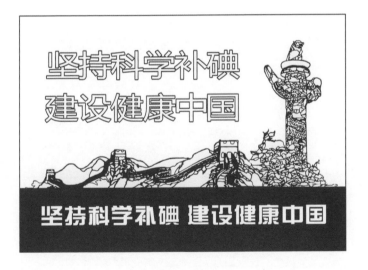

目　录

一、碘的生理功能

碘是人体必需的微量元素，是合成甲状腺激素必不可少的重要原料，在维持机体健康的过程中发挥着重要的作用。健康成人体内的碘总量为20～50mg，平均为30mg。人体内每天都在进行碘代谢，在碘摄入停止的情况下，体内储备的碘仅够维持2～3个月。碘的生理功能是通过甲状腺激素（thyroid hormone）完成的。甲状腺利用碘和酪氨酸合成甲状腺激素，包括三碘甲腺原氨酸（triiodothyronine，T_3）和四碘甲腺原氨酸即甲状腺素（tetraiodothyronine，thyroxine，T_4），T_3为主要活性形式。甲状腺激素以甲状腺球蛋白（thyroglobulin，Tg）的形式贮存在甲状腺滤泡腔中。甲状腺激素是人体重要的激素，其生理功能如下[8]。

1. 促进生长发育

甲状腺激素与生长激素具有协同作用，调控生长发育。甲状腺激素可刺激骨化中心的发育成熟，使软骨骨化，促进长骨和牙齿生长。此外，由于甲状腺激素能促进蛋白质的合成和维生素的吸收利用，活化100多种重要的酶，促进生物氧化和代谢，因此能够促进发育期儿童身高、体重的增加，促进骨骼和肌肉的生长和性发育。

2. 参与脑发育

在脑发育的关键时期（从妊娠开始至出生后2岁），神经系统的发育依赖于甲状腺激素。神经元的增殖、迁移、分化，神经突起的分化和发育，特别是树突、树突棘、突触及神经联系的建立，以及神经纤维的髓鞘形成等，都需要甲状腺激素的参与。碘缺乏会导致甲状腺激素合成不足，影响神经元分化与发育，使脑细胞数量减少，体积减小。在脑发育关键时期摄入碘不足或碘缺乏会导致不同程度的脑发育迟滞（如地方性克汀病等），以后即使再补充碘或甲状腺激素也不可逆转。

3．调节新陈代谢

甲状腺激素对蛋白质、脂肪、糖的合成和分解代谢均有促进作用。通过增加耗氧量、产生能量、影响基础代谢率，从而增强物质代谢和能量代谢，维持新陈代谢和保持体温。

4．对其他器官、系统功能的影响

甲状腺激素是维持机体基础活动的激素，因此对机体几乎所有系统都有不同程度的影响，如心血管系统和消化系统。

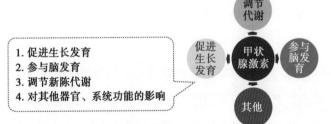

1. 促进生长发育
2. 参与脑发育
3. 调节新陈代谢
4. 对其他器官、系统功能的影响

二、碘的代谢

　　人体中的碘80%以上来自食物，10%～20%来自饮水，0～5%来自空气。膳食和水中的碘主要为无机碘化物，经口进入人体后，在胃及小肠上段被迅速、完全吸收（一般在进入胃肠道后1小时内大部分被吸收，3小时内几乎完全被吸收）。食物中的有机碘一部分可直接被吸收，另一部分则需在消化道转化为无机碘后，才可被吸收。与氨基酸结合的碘可直接被吸收，而同脂肪酸结合的有机碘可不经肝脏，由乳糜管进入血液循环再利用。肺、皮肤及黏膜也可吸收极微量的碘。膳食钙、镁以及一些药物如磺胺等，对碘的吸收有一定阻碍作用。蛋白质、能量不足时也会妨碍胃肠道内碘的吸收。被吸收的碘很快转运至血液，遍布于全身各组织中。

　　甲状腺是富集碘能力最强的器官，24小时内可富集摄入碘的15%～45%。在碘缺乏地区，其富集能力更强，可达到80%。血碘被甲状腺摄取后，在甲状腺滤泡上皮细胞内生成甲状腺激素。甲状腺激素中的碘在脱碘酶的作用下脱落成为碘离子，还可重新被甲状腺摄取，作为合成甲状腺激素的原料。

正常情况下，人体内约90%的碘通过肾脏从尿中排出；10%左右的碘通过唾液腺、胃腺分泌及胆汁等排泄，最后从粪便排出；剩余的少量碘通过皮肤汗液、毛发及肺呼吸排出[2]。通过乳汁排出的碘，对母体向婴儿供碘有重要的作用，使母乳喂养的婴儿能得到所需碘。乳汁中含碘量为血浆的2～3倍，母体哺乳会消耗体内较多的碘。

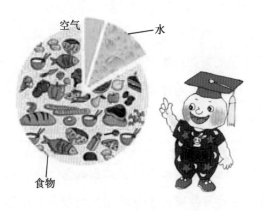

三、碘缺乏的原因及危害

1. 碘缺乏的原因

碘是一种活泼的、具有氧化作用的非金属元素，在自然界中以溶于水的碘化物形式存在。碘在自然界含量稀少，除在海水中含量较高以外，在大部分土壤、岩石和水中的含量都很低。世界上大多数国家都有不同程度的碘缺乏病流行，其原因是全球广泛性缺碘。人类出现以前，地球上的熟土层中含有足够的碘元素。地球进入1.8万年前的第四纪冰河期，大部分陆地布满了冰层；之后，冰层融化，地球表层的成熟土壤被冲刷带入海洋，后来重新形成的土壤含碘极少，只相当于原来的十分之一，造成了全球广泛性缺碘。在一些山区、半山区、丘陵、河谷地带以及河流冲刷地区，缺碘情况更为严重。在大多数碘被土壤吸附的情况下，碘不易被生物所利用。因此，土壤含碘很高并不意味着在其上生长的植物就会含碘很高。人体碘元素主要来自于各种食物和饮用水。如果食物和饮用水缺碘，就会造成人体缺碘[9]。

2. 碘缺乏的危害

碘摄入不足可引起碘缺乏病，碘缺乏病是由于自然环境碘缺乏造成机体碘营养不良所表现的一组疾病和危害的总称。它包括地方性甲状腺肿、地方性克汀病、地方性亚临床克汀病，以及碘缺乏导致的流产、早产、死产、先天畸形等[10]，具体见表1[11]。缺碘对人体的损害程度与缺碘的严重程度、缺碘发生的时期、个体对缺碘的反应性三方面因素有关。

缺碘的程度不同，对人体的危害不同。即使轻度缺碘也会引起地方性甲状腺肿。地方性甲状腺肿俗称"粗脖子""大脖子"，中医称为"瘿"，是以缺碘为主的代偿性甲状腺肿，见图1。大部分地方性甲状腺肿患者起病缓慢，除了颈部逐渐变粗外，一般无明显症状。但是当甲状腺肿发展到一定程度时，可压迫咽喉、气管、食管、喉返神经等，导致呼吸困难、吞咽困难和声音嘶哑等症状。缺碘越严重，地方性甲状腺肿发病率越高。当缺碘至一定程度时，就会导致亚临床克汀病、克汀病的发生，严重影响儿童智力发育和体格发育，见图2。

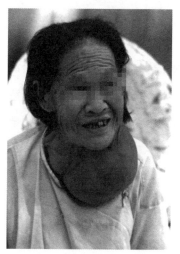

图1　地方性甲状腺肿患者

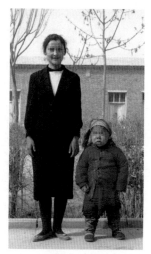

图2　同龄的正常人与地方性克汀病患者

　　碘缺乏严重损害胎儿脑和神经系统发育。妊娠妇女碘缺乏可以导致其患儿大脑发育落后、智力低下、反应迟钝；严重者导致克汀病，表现为呆、小、聋、哑、瘫等症状。此外，妊娠期缺碘导致的甲状腺激素合成不足还可引起妊娠妇女早产、流产及死胎发生率增加，也可造成妊娠妇女高血压、胎盘早剥等严重妊娠期并发症的发生率相应增加。

缺碘对各年龄段的人群都有影响。缺碘发生的时期不同，对人体的危害不同。不同生命时期碘缺乏危害见表1。

表1 不同生命时期碘缺乏的主要表现

分组	碘缺乏危害
所有年龄组	甲状腺肿 甲状腺功能减退症 对核辐射的敏感性增加
胎儿期	流产、死产、先天畸形、围生期死亡率增加
新生儿期	地方性克汀病，包括智力落后、聋哑、痉挛性瘫痪、斜视、甲状腺功能减退症、身材矮小、死亡率增加
儿童和青少年	精神功能受损 体格发育迟缓
成人	精神功能受损 碘性甲状腺功能亢进症

个体对缺碘的反应性，主要表现为性别及年龄差异。一般而言，女性比男性更容易受到缺碘的影响，这是因为女性的生理特点不同于男性，并且女性对碘的需

求量大于男性。因此，处于同样缺碘环境，女性的甲状腺肿大率要高于男性。儿童和青春期少年因生长发育较快，对碘的生理需要量大，特别是青春期的女孩表现得更突出，一旦缺碘，她们是最容易出现甲状腺肿的人群。妊娠期碘的需求量增加，如果碘摄入不足，不仅妊娠妇女本身可能出现甲状腺肿和甲状腺功能减退症，而且其胎儿受碘缺乏威胁的可能性也显著增加。

四、碘过量的原因及危害

1. 碘过量的原因

碘过量的原因有很多，常见的有：①水源性碘过量：由于外环境饮用水碘含量超标（大于100μg/L）造成的人体碘摄入过量。我国是首先发现水源性高碘甲状腺肿的国家，20世纪70年代末，我国首次报道河北省黄骅县沿海居民的甲状腺肿是饮用的深井水含碘量过高所致[12]。我国的水源性高碘地区主要分布在黄河泛滥地区、渤海湾沿海地区、山西省晋中盆地和大同盆地的低洼地带[6]。②食源性碘过量：食用高碘食物所致；20世纪80年代发现，山东省日照市部分沿海地区居民高碘性甲状腺肿的流行是食用腌制海带的盐及食用这种海带盐腌制的咸菜所致[13]；同期，广西北部湾沿海居民食用含碘很高的海橄榄嫩叶、果实以及大量的海带等引起高碘性甲状腺肿[14]。③药物性碘过量：服用或注射高碘药物或制剂所致，如卢戈氏液、碘化钾、胺碘酮、碘油造影剂均有可能引起碘过量。

2. 碘过量的危害

碘过量的危害包括急性碘过量和慢性碘过量引起的危害。碘是甲状腺激素合成的原料，同时也调节甲状腺激素的合成和释放。正常机体在短期急性碘过量摄入的情况下，会抑制甲状腺激素的合成和释放，产生碘阻滞效应（Wolff-Chaikoff效应）。但是，碘阻滞效应是暂时的，正常机体会产生碘脱逸反应。当发生碘脱逸反应时，甲状腺激素的合成和释放恢复。

由于甲状腺自身具有调节机制，一定时间内的碘摄入过量，一般不会引起明显的甲状腺功能紊乱。但长期碘摄入过量可导致甲状腺自身调节失衡和功能紊乱，进而导致甲状腺疾病发生。摄入过量碘会扰乱人体甲状腺的正常功能，导致甲状腺肿、甲状腺功能减退症，还可诱发或促进自身免疫性甲状腺炎的发生和发展[15-18]。然而迄今为止，没有确切的证据表明碘摄入过量与甲状腺癌发病风险的增加有关。

碘摄入过量也会对妊娠妇女健康和妊娠结局产生不良影响。研究显示，碘摄入过量地区的妊娠妇女促甲状腺激素（thyroid stimulating hormone，TSH)水平高于碘适宜地区妊娠妇女，过量的碘摄入会增加妊娠晚期亚临床甲状腺功能减退症的风险[19]。妊娠早期尿碘浓度大于250μg/L时，亚临床甲状腺功能减退症的患病率显著增高；尿碘浓度大于500μg/L时，甲状腺功能减退症的患病率显著升高[20,21]。甲状腺功能减退症、亚临床甲状腺功能减退症对妊娠妇女有一系列危害，包括流产、死产、胎儿发育迟缓等[22,23]。妊娠期过量的碘摄入还会损伤胎儿的甲状腺功能，造成新生儿甲状腺功能减退症[24-28]。

需要注意的是，婴幼儿补碘同样需要避免碘过量。婴幼儿的甲状腺功能发育不成熟，对碘过量耐受能力低，容易引发甲状腺功能减退症[29]。研究发现，碘摄入过多的情况下，6~24个月的婴幼儿亚临床甲状腺功能减退症的发病率约为7%[30]。

五、碘的参考摄入量与评价标准

1. 碘的参考摄入量

膳食营养素参考摄入量（dietary reference intakes，DRIs）是为了保证人体合理摄入营养素，避免缺乏和过量，在推荐膳食营养素供给量（recommended dietary allowance，RDA）的基础上发展起来的每日平均膳食营养素摄入量的一组参考值。主要包括四个指标：平均需要量（estimated average requirement，EAR）、推荐摄入量（recommended nutrient intake，RNI）、适宜摄入量（adequate intake，AI）、可耐受最高摄入量（tolerable upper intake level，UL）。EAR是指某一特定性别、年龄及生理状况群体中个体对某营养素需要量的平均值，其能满足某一特定性别、年龄及生理状况群体中50%个体需要量的摄入水平。RNI是指可以满足某一特定性别、年龄及生理状况群体中绝大部分个体（97%~98%）需要量的某种营养素摄入水平，其主要用途是作为个体每日摄入该营养素的目标值。AI是通过观察或实验获得的健康群体某种营养素的摄入量。当某种营养素的个体需要量研究资料不足而不能计算出EAR，从而无法推算RNI时，可通过设定AI来代替RNI。因此，AI的主要用途也是作为个体营养素摄入量的目标。可耐受最高摄入量是指平均每日摄入营养素的最高限量。我国营养学会推荐碘的参考摄入量见表2[31]。

表2　中国居民膳食碘参考摄入量（μg/d）

人群	EAR	RNI	UL
0岁 ~	—	85（AI）	—
0.5岁 ~	—	115（AI）	—
1岁 ~	65	90	—
4岁 ~	65	90	200
7岁 ~	65	90	300
11岁 ~	75	110	400
14岁 ~	85	120	500
18岁 ~	85	120	600

人群	EAR	RNI	UL
孕妇	160	230	600
哺乳妇女	170	240	600

个体对某种营养素的需要量随年龄、性别、生理特点、劳动状况等多种情况的变化而不同，即使在个体特征一致的群体中，由于个体生理功能的差异，需要量也各不相同。碘摄入量超过UL和碘摄入量低于EAR都可能造成健康危害。尤其对于妊娠妇女、哺乳妇女、婴幼儿等特殊人群，合理的碘营养状况十分关键。妊娠妇女、哺乳妇女由于处于特殊生理阶段，RNI高于一般人群，见表2。目前，由于缺乏妊娠妇女和哺乳妇女对碘敏感性的数据支持，妊娠妇女和哺乳妇女设定的碘UL与成人相同。4岁以上儿童碘的UL则根据体重比值，依据成人碘的UL数据计算得来。3岁以下儿童碘的UL缺乏充分资料，现暂无标准。

2. 膳食碘摄入量的评价标准

膳食碘的摄入量主要来源于食物、饮用水及加碘食盐，按照下述公式计算：膳食碘摄入量=Σ（各类食物摄入量×各类食物碘含量）+（饮用水量+烹调食物用水量）×水碘含量+食盐摄入量×盐碘含量×（1−烹调损失率）。WHO定义的加碘食盐烹调损失率为20%[32]，常见食物碘含量详见附录。

膳食碘摄入量按照个体或群体平均每人每日的碘摄入量进行评价。评价标准包括碘的EAR、RNI和UL（表2）。EAR可用于评价群体和个体的碘摄入状况，当群体的碘摄入量低于EAR时，说明人群中存在碘缺乏风险的比例达50%。当个体的碘摄入量低于EAR时，发生碘缺乏的风险可达50%，需要进行改善。摄入量增加，达到RNI水平时，随机个体碘摄入不足的概率变得很小，发生碘缺乏的机会在3%以下；一个群体的平均摄入量达到RNI时，人群中有缺乏可能的个体仅占2%~3%，也就是绝大多数个体都没有发生碘缺乏的危险。RNI和UL之间是一个"安全摄入范围"，日常摄入量保持在这一范围内，发生缺乏和中毒的危险性都很小。当摄入量继续增加超过UL时，个体出现毒副作用的概率增加，但并不等于超过UL就会造成碘中毒，发生碘中毒的概率取决于超过UL的程度、持续时间和机体状态。一般认为，在

UL水平之下，随着碘摄入量的增加，碘缺乏的风险越来越低（图3）[33]。

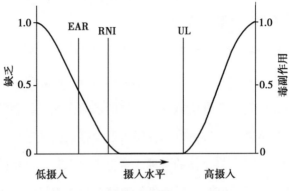

图3 微量营养素摄入水平及其意义

六、碘营养状况评价标准

在评价碘营养状况时，根据评价的对象不同，可将评价指标分为两类，评价群体碘营养状况的指标和评价个体碘营养状况的指标。评价群体碘营养状况的指标包括人群的尿碘中位数、甲状腺肿大率、新生儿TSH筛查阳性率等；评价个体碘营养状况的指标包括甲状腺容积和血清碘等。一些个体碘营养的评价指标因为在个体内波动较大或缺乏标准检测方法、参考值范围等，在应用时受到限制。

1. 群体评价指标——尿碘中位数

2007年世界卫生组织（WHO）、联合国儿童基金会（UNICEF）和国际控制碘缺乏病理事会（ICCIDD，现为IGN）提出了基于尿碘中位数的人群碘营养状况评价标准[11]，见表3。儿童、一般人群碘营养水平适宜的标准是尿碘中位数在100～199μg/L。

表3 WHO/UNICEF/ICCIDD推荐的人群碘营养状况评价标准

人群	尿碘中位数（μg/L）	碘营养状况
儿童和成人	< 20	重度碘缺乏
	20～49	中度碘缺乏
	50～99	轻度碘缺乏
	100～199	适宜
	200～299	大于适宜量
	≥300	碘过量
妊娠妇女	< 150	缺乏
	150～249	适宜
	250～499	大于适宜量
	≥500	碘过量
哺乳妇女	≥100	适宜
< 2岁婴幼儿	≥100	适宜

此外，在一般人群总体碘营养状况适宜的情况下，

妊娠妇女仍有缺碘的风险。最新的研究表明，一些碘充足的发达国家，妊娠妇女仍存在轻微缺碘的风险[34]。人群碘营养状况的评估常用学龄期儿童的尿碘水平评估[11]。但越来越多的数据证明，儿童的碘营养状况不能代表妊娠妇女这一特需人群。

2. 群体评价指标——甲状腺肿大率

根据我国《碘缺乏病病区划分》（GB 16005—2009）标准[35]，采用学龄儿童甲状腺肿大率结合水碘和尿碘衡量碘缺乏病病区的严重程度，如果某地区饮用水碘化物含量中位数 < 10μg/L，8～10岁儿童尿碘中位数 < 100μg/L，且 < 50μg/L的样品数占20%以上，8～10岁儿童甲状腺肿大率 > 5%，可认定为碘缺乏病病区。其中，儿童尿碘中位数 ≥ 50μg/L 且 < 100μg/L，同时 < 50μg/L的比例 ≥ 20%，儿童甲肿率 > 5% 且 < 20%，则为轻病区；儿童尿碘中位数 ≥ 20μg/L 且 < 50μg/L，儿童甲肿率 ≥ 20% 且 < 30%，则为中等病区；儿童尿碘中位数 < 20μg/L，儿童甲肿率 ≥ 30%，则为重病区。当三项指标不一致时，以8～10岁儿童甲肿率为主。

3. 群体评价指标——新生儿TSH异常率

新生儿是碘缺乏损害最敏感的人群，新生儿期缺碘将导致脑发育出现不可逆转的损害。测定新生儿足跟血促甲状腺激素水平，被认为是评价人群碘营养水平和甲状腺功能状况的最敏感和可靠的指标。2007年WHO/UNICEF/ICCIDD联合推荐以5mU/L作为新生儿TSH的切点值，新生儿足跟血TSH>5mU/L的比例小于3%作为人群碘营养状况正常的判断标准[11]。

4. 个体评价指标——甲状腺容积

碘缺乏和碘过量均可引起甲状腺肿。通过衡量不同年龄个体的甲状腺容积，可以判定个体是否出现甲状腺肿。目前，甲状腺肿评价标准是2007年12月1日实施的中华人民共和国卫生行业标准《地方性甲状腺肿诊断标准》（WS 276—2007）[36]。B超法测量甲状腺容积，是用B超检测甲状腺大小，甲状腺容积为甲状腺左叶和右叶之和，单位用毫升表示。《地方性甲状腺肿诊断标准》（WS 276—2007）规定了6～17岁儿童和青少年、成年女性和男性甲状腺容积的正常值，见表4。

表4　甲状腺容积的正常值

年龄（周岁）	甲状腺容积正常值（ml）
6	≤3.5
7	≤4.0
8	≤4.5
9	≤5.0
10	≤6.0
11	≤7.0
12	≤8.0
13	≤9.0
14	≤10.5
15	≤12.0
16	≤14.0
17	≤16.0
成年女性	≤18.0
成年男性	≤25.0

5. 个体评价指标——血清碘

血清碘属于近期碘营养评价指标，可以反映近期碘营养情况。WHO、美国梅奥医学中心和奎斯特诊断公司提供的电感耦合等离子体质谱法测定的碘代谢指标的参考值范围分别为45～90μg/L、52～109μg/L和40～92μg/L[37]，我国血清碘正常范围尚待确立。

还有一些其他指标，如盐碘含量、合格碘盐食用率、水碘含量、甲状腺功能指标、甲状腺球蛋白、儿童智商等也能够为评价碘营养状况提供参考[38]。

七、碘的补充方式

目前，常用的补碘方法以食盐加碘为主，其他方法包括口服碘油丸、服用含碘药物及营养素补充剂、食用富碘食物等。食盐加碘是WHO等国际组织推荐的控制碘缺乏病最安全、最有效的措施。为预防和控制碘缺乏病，WHO等国际组织在全球推行普遍食盐加碘策略。

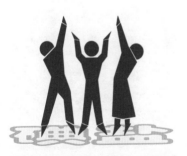

坚持科学补碘 提高人口素质

1. 加碘食盐

食盐加碘是一种持续、方便、经济、生活化的补碘措施[39, 40]。食盐加碘可以通过较小的投入获得巨大的社会收益和间接的经济效益，以实现提高人口素质的目的。目前，全球有120多个国家和地区实行食盐加碘政策，至少97个国家和地区制定法律、法规或食品安全标准支持食盐加碘。从2012年起，我国颁布了新的《食用盐碘含量》（GB 26878—2011）标准，规定食用盐产品（加碘食盐）中碘含量的平均水平（以碘元素计）为20～30mg/kg，允许波动范围为食用盐碘含量平均水平±30%[41]。

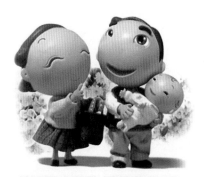

坚持食用碘盐 享受健康生活

目前，14个省、自治区选择的加碘食盐浓度为25mg/kg；12个省（直辖市、自治区）及新疆兵团选择的加碘食盐浓度为30mg/kg；5个省（直辖市）选择25mg/kg和30mg/kg两个浓度的加碘食盐，其中25mg/kg加碘食盐供一般人群食用，30mg/kg供妊娠妇女、哺乳妇女等特需人群食用，见表5。

表5　各省份选择的盐碘浓度

盐碘浓度（mg/kg）	省份
25	陕西、海南、湖北、广西、江西、安徽、云南、山西、江苏、福建、内蒙古、山东、浙江、吉林
30	四川、甘肃、贵州、青海、湖南、重庆、河南、宁夏、西藏、天津、上海、新疆、新疆兵团
25/30	黑龙江、辽宁、河北、北京、广东

加碘食盐由碘酸钾或碘化钾按一定比例与普通食盐混匀而成。但是，由于碘是一种比较活泼、易于挥发的元素，含碘食盐贮存期间及烹调过程中都会产生损失。一般温度越高，加热时间越长，盐中碘损失率越高[42, 43]。油炸、干炒等高温烹调方式的碘损失率大

于蒸、煮的烹调方式[43]。

2. 碘的食物来源

不同食物含碘量不同，见本指南附录。部分海产品含碘量较高[44]，如海带、紫菜、带鱼、干贝等。海带、紫菜含碘量最高，干海带能达到36240μg/100g；其次为鱼虾蟹贝类（如干虾米类983μg/100g、赤贝162μg/100g、花蟹45.4μg/100g、带鱼40.8μg/100g）。其他食品中，蛋类含碘量较高（如鹌鹑蛋233μg/100g、鹅蛋59.7μg/100g、鸡蛋22.5μg/100g）；不同奶类含碘量差别较大，肉类含碘量在1.9~4.5μg/100g之间；植物类含碘量最低，特别是水果和蔬菜。

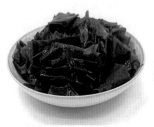
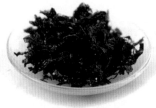

3. 其他补碘制剂

选择补碘方式时，可先考虑通过食用加碘食盐以及海带、紫菜等含碘丰富的食物补碘。除此之外，还可考虑给予含碘营养素补充剂等。根据碘缺乏的程度选择补碘的剂量。在碘缺乏重病区，当碘盐防治措施不能得到有效落实时，可以给育龄妇女、妊娠妇女和哺乳妇女服用碘油丸。

八、不同人群补碘

1. 一般人群补碘

我国绝大部分地区为碘缺乏地区，每天从饮水中获得的碘量约为10μg；一般人群每天从食物中摄入的碘量约为25~50μg；如果不特殊增加富碘食物，则一般人群每天从食物中和饮水中获得的碘不能满足人体需求。按照我国《食用盐碘含量》（GB 26878—2011）标准，如果食盐强化碘量水平为25mg/kg，每天摄入5g食盐，烹调损失率按WHO等国际组织推荐的20%计算，每天从加碘食盐中可摄入碘100μg，加上饮水和食物中摄入的碘，则能达到一般人群碘推荐摄入量（120μg/d），因此除了居住在水源性高碘地区的居民不食用加碘食盐外，其他居民都应食用加碘食盐。

2. 特需人群补碘

从母亲怀孕到子代出生后至3周岁以内，是子代脑发育的关键时期，如果此时发生碘营养不良，会增加大脑发育迟滞的风险。儿童青少年各器官生长发育快，基础代谢增强，碘消耗较多。因此，妊娠妇女、哺乳妇女、婴幼儿（出生后至36月龄内）等人群是碘的特需人群，儿童青少年是碘缺乏病防治的重点人群，在日常生活中这部分人群尤应注意充分补碘。妊娠妇女孕期碘的推荐摄入量从非孕时的120μg/d增加到230μg/d，哺乳妇女对碘的RNI增加一倍，达到240μg/d。婴幼儿、儿童和青少年碘推荐摄入量详见表2。

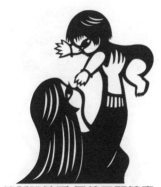

控制碘缺乏 保护母婴健康

（1）妊娠妇女

备孕阶段为达到良好的碘营养状态，应食用加碘食盐。怀孕后应选用妊娠妇女加碘食盐或碘含量较高的加碘食盐，并鼓励摄入含碘丰富的海产食物，如海带、紫菜等。

妊娠妇女的需碘量高于正常成人。首先，妊娠妇女对碘的需求量除了包括胎儿生长发育和母亲自身的需要外，还应包括妊娠妇女本身血容量增加和尿排泄量增加（可能是导致妊娠妇女肾碘清除率增高的主要原因）的需要。另外，妊娠期间由于雌激素变化和代谢增高需要母亲增加甲状腺激素的产出量，使妊娠妇女的碘需要量

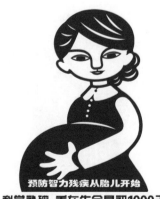

预防智力残疾从胎儿开始
科学补碘 重在生命最初1000天

增加。妊娠妇女对这种生理性需求在碘充足情况下是比较容易达到的，但在碘缺乏情况下则很难达到，可导致妊娠妇女的甲状腺发生病理性改变，出现甲状腺肿或甲状腺激素水平下降，这是影响胎儿脑发育的重要危险因素。因此，妊娠期间足够的碘供应是至关重要的。

（2）哺乳妇女

哺乳妇女应同妊娠期一样，继续选用妊娠妇女加碘食盐或含碘量较高的加碘食盐，并鼓励摄入含碘丰富的海产食物，如海带、紫菜等。

哺乳妇女对碘的需求量包括碘从乳汁中的消耗量（即供应婴幼儿的需要量），这取决于每天乳汁的分泌量和乳汁中碘的浓度。哺乳妇女为碘缺乏的高危人群，其碘摄入量与乳汁中的碘含量呈正相关。已有研究证明，为保证婴幼儿的正常发育，哺乳妇女每天大约分泌乳汁500~800ml，而乳汁中碘的浓度应维持在100~200μg/L，只有这样才能满足婴幼儿对碘的需求。

（3）婴幼儿（出生后至36月龄内）

婴幼儿时期是生长发育的关键期，需要更多的甲状腺激素促进体格生长及神经系统发育。母乳喂养的婴幼儿，当母亲碘摄入充足时，能满足0~6月龄婴儿的需要；7~12月龄婴儿可以从辅食中获得部分碘；13~24月龄幼儿开始尝试成人食物，也会摄入少量的加碘食盐，可获得一定量的碘。婴幼儿的辅食中应有含碘丰富的海产品。非母乳喂养的婴幼儿饮食主要是乳制品。我国《食品安全国家标准 婴儿配方食品》（GB 10765—2010）规定，在婴儿奶粉中必须加碘，加碘量为每100kJ加碘2.5~14.0μg或每100kcal加碘10.5~58.6μg[45]。

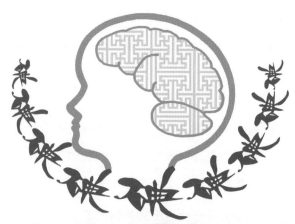

科学补碘 保护智力正常发育

（4）儿童和青少年

儿童和青少年处于生长发育的关键时期，由于快速增长，对碘的需要量增加。因此，儿童和青少年时期应食用加碘食盐。

九、特殊地区人群碘营养建议

1. 水源性高碘地区

生活在水源性高碘地区的居民，从饮水中已经摄入足量甚至过量的碘，因此，这部分居民应食用未加碘食盐。依据《食盐加碘消除碘缺乏危害管理条例》和原卫生部2009年印发的《关于进一步做好无碘食盐供应和管理工作的通知》的规定，我国已经在水源性高碘地区和病区供应未加碘食盐。2012—2017年近6年的监测结果表明，我国水源性高碘地区和病区总体未加碘食盐食用率均在90％以上。水源性高碘地区改水后，如水中碘含量下降至碘缺乏水平，居民无法从饮水中摄入足够的碘时，需要食用加碘食盐。

2. 沿海地区

2009年，中国疾病预防控制中心地方病控制中心和中国疾病预防控制中心营养与健康所在福建、上海、浙江、辽宁4省（直辖市）开展的沿海地区居民膳食碘营养状况调查结果显示：上海、辽宁、浙江和福建成年人、哺乳妇女和儿童的尿碘中位数均在100～250μg/L之间，说明这些地区人群碘营养状况总体上是适宜和安全的；但上海、浙江沿海城市、福建沿海城市和农村妊娠妇女尿碘中位数分别为131μg/L、140μg/L、130μg/L和109μg/L，均低于国际组织推荐的标准150μg/L，属于轻度碘营养缺乏。虽然，沿海地区盛产海带、紫菜等富碘食物，但当地居民食用频率和食用量都较低，沿海地区居民膳食中的碘大部分来自于加碘食盐。如果沿海地区居民食用未加碘食盐，其大部分居民碘摄入量就会低于国际组织和我国推荐摄入量，发生碘缺乏的风险很大。

十、甲状腺疾病患者补碘

1. 甲状腺功能亢进症

碘是甲状腺合成甲状腺激素的重要原料。甲状腺功能亢进症（甲亢）患者甲状腺自主功能亢进，合成和分泌过多的甲状腺激素，血清甲状腺激素水平升高。甲亢患者的甲状腺对碘的生物利用能力较正常人明显增高，如果再给予富碘食物，功能亢进的甲状腺将合成更多的甲状腺激素。因此，甲亢患者应该限制碘的摄入，尽可能忌用富碘食物和药物。如果应用放射性碘治疗甲亢，含碘多的食物，例如海藻类等应该禁用至少7天[46]。

2. 甲状腺功能减退症

甲状腺功能减退症从程度上分为临床甲状腺功能减退症和亚临床甲状腺功能减退症。导致甲状腺功能减退症的原因包括自身免疫损伤、甲状腺手术切除、放射性碘破坏、外照射、碘缺乏和碘过量等。如果甲状腺全部切除或完全破坏所致甲状腺功能减退症，摄碘和合成甲状腺激素的器官已不存在或功能丧失，患者需要接受甲状腺激素的替代治疗，因此食用加碘食盐或未加碘食盐对甲状腺无明显影响。如果为甲状腺腺叶切除或甲状腺组织尚有残留，可以正常碘饮食，包括食用加碘食盐。碘缺乏所致甲状腺功能减退症往往发生在碘缺乏地区，食用加碘食盐是最有效的方法。碘过量所致甲状腺功能减退程度较轻，常见亚临床甲状腺功能减退症，此时，需查找碘过量原因，例如高水碘、食用过多富碘食物等，对这些患者要限制碘的摄入。

3. 自身免疫性甲状腺炎

自身免疫性甲状腺炎病理特点为淋巴细胞浸润，血清学标志物为甲状腺过氧化物酶抗体和（或）甲状腺球蛋白抗体水平升高。桥本甲状腺炎是自身免疫性甲状腺炎的主要类型。桥本甲状腺炎起病隐匿，进展缓慢，临床表现有甲状腺肿，甲状腺功能可以是正常、亢进或减退[47]。有研究显示，碘摄入量是影响本病发生发展的重要环境因素，碘摄入量增加可以促进甲状腺功能正常而单纯甲状腺自身抗体阳性的患者发展为甲状腺功能异常。因此，建议甲状腺功能正常的自身免疫性甲状腺炎患者适当限碘，可以食用加碘食盐，但适当限制海带、紫菜、海苔等富碘食物的摄入。

4. 甲状腺结节

甲状腺结节分为良性和恶性两大类，多见于女性和老年人。多数甲状腺结节病因不清。碘摄入量过多或不足都能使结节的患病率升高，所以要适碘饮食。如果是甲状腺结节有自主功能而导致了甲亢，则要限制碘的摄入。

近些年，虽然甲状腺癌发病率大幅上升[48]，但是并没有发现补碘与甲状腺癌发病率升高之间的相关性[49]。甲状腺癌患者可以正常碘饮食。如果手术后行放射性碘清甲或清灶治疗，治疗前需要低碘饮食。

5. 妊娠期甲状腺疾病

妊娠期影响胎儿生长发育，特别是脑发育的甲状腺激素来自母体和胎儿。胎儿甲状腺在妊娠10周具有了摄碘能力，12周后可以合成甲状腺激素，但胎儿甲状腺的成熟是在妊娠24周以后。所以，在妊娠前半期，支持胎儿脑神经发育的甲状腺激素主要来自母体。为了保证母体和胎儿的需要，妊娠妇女饮食中所需要的碘要多于非妊娠妇女，在妊娠前和妊娠期间摄入碘充足的妇女可以保证甲状腺内有足够的碘储备，并能适应妊娠期甲状腺激素增多的需要。所以，妊娠期患有甲状腺疾病的患者也要摄取足够的碘，食用加碘食盐是最好的方法[50, 51]。患有自身免疫性甲状腺炎和甲状腺功能减退症的妊娠妇女，还要定期监测甲状腺功能，及时调整左甲状腺素剂量。妊娠前有甲亢并低碘饮食的患者，在拟妊娠前至少3个月食用加碘食盐，以保证妊娠期充足的碘储备。妊娠期甲亢患者也要摄取足够的碘，要定期监测甲状腺功能，及时调整抗甲状腺药物的剂量。妊娠期间应权衡利弊，谨慎地选择会使患者暴露于高碘环境中的诊断措施和治疗药物[51]。

甲状腺疾病复杂多样，每种疾病病因和发病机制不同。因此，对于不同甲状腺疾病患者是否需要补碘，应该尽量遵循医生的建议。

十一、补碘相关问题

1. 补碘的最佳方法是什么

碘缺乏病的病因明确，是由碘缺乏造成的疾病，预防是最重要的措施。补碘最基本、最主要的方法是食用加碘食盐。对于一般人群，只要能够吃到合格碘盐，就能够保证碘营养，不需要再吃任何含碘保健品和碘强化食品。妊娠妇女和哺乳妇女应选择妊娠妇女加碘食盐或碘含量较高的加碘食盐。

2. 购买、食用加碘食盐应注意哪些问题

加碘食盐中的碘化物在潮湿、高温和酸性环境下容易发生化学反应转变为分子碘挥发损失，所以在购买、保存和使用加碘食盐时应该注意下面一些问题：第一，请购买小包装和印有指定标识的加碘食盐，一次购买的

加碘食盐不宜过多，存放时间不宜太长；第二，存放在阴凉、干燥、远离炉火的地方，最好避光保存；第三，为减少碘损失，菜品出锅时再放盐。

3. 碘酸钾作为食盐碘强化剂安全吗

因碘酸钾比碘化钾稳定，我国及世界上大部分国家采用碘酸钾代替碘化钾作为食盐的碘强化剂。我国从1995年实施普遍食盐加碘的策略以来，碘缺乏病得到控制，取得了举世瞩目的成绩，表明碘酸钾碘盐防治碘缺乏病效果显著。然而，碘酸钾是一个具有较强氧化性的物质，作为食盐碘强化剂，其安全性引起社会关注。中国疾病预防控制中心营养与健康所针对碘酸钾碘盐的安全性进行了研究，证实食盐中的碘酸钾经各种食物烹饪后都能转变为碘离子和碘分子（挥发损失）。其中，86.5%转变为碘离子，13.2%转变为碘分子，总转化率为99.7%。因此，加碘食盐经烹饪后，碘酸钾几乎不再存在，不必担心碘酸钾碘盐的安全性问题。

另外，按成人碘每日推荐摄入量120μg进行推算，理论上1分子碘酸钾可以氧化6分子维生素C，那么，加碘食盐每天消耗的维生素C量仅为1.2mg（仅以维生素

C举例，食物中的蛋白质和其他还原性物质同样能与碘酸钾反应），而一般绿色蔬菜每100g中含数十毫克维生素C。因此，加碘食盐中的碘酸钾对食物中还原性物质的消耗量很小，不可能产生健康风险。目前，国际组织IGN也认为碘酸钾作为食盐的碘强化剂是安全的[52]。

4. 食盐加碘与甲状腺癌高发是否有关联

近年来，人群甲状腺癌发病呈上升趋势，国内外学者分析认为有两方面原因。一方面，甲状腺癌的发生与电离辐射、环境、饮食、生活方式、精神压力等多种因素改变有关；另一方面，群众就诊率和健康体检率明显上升，特别是高分辨率B超和细针抽吸细胞学诊断技术在临床的广泛应用，大幅度提高了甲状腺癌的早期诊断率。

目前，尚无证据表明食盐加碘与甲状腺癌高发的现象有关联[49, 53]。全球主要国家，无论是否采取补碘措施，无论碘摄入量增加、稳定或下降，甲状腺癌的发生率都增加，并且主要以直径小于1.0cm的微小癌增加为主[54-56]。

附录　各类食物的碘含量

不同地区不同食物的碘含量相差很大，下表列出的是一些常见食物的碘含量。

附表　食物中碘含量水平（μg/100g 可食部）

食物种类	食物名称	碘含量
藻类		
	海带（干）	36 240
	海草	15 982
	紫菜（干）	4323
	螺旋藻	3830
	海带（深海、冷鲜）	2950
	海苔	2427

续表

食物种类	食物名称	碘含量
鱼虾蟹贝类		
虾	虾米（小对虾，干）	983
	海米（干）	394
	虾皮	373
	濑尿虾	36.1
	基围虾	16.1
蟹	花蟹（母）	45.4
	梭子蟹	33.2
	河蟹（公）	27.8
贝	赤贝	162
	鲍鱼（鲜）	102
	贻贝［淡菜］	91.4
	牡蛎	66.0
	蛏子	65.4
	扇贝	48.5
	河蚬	43.1

续表

食物种类	食物名称	碘含量
	蛤蜊	39.3
	花螺	37.9
海鱼	带鱼	40.8
	鳕鱼	36.9
	多宝鱼	33.4
	沙丁鱼	28.5
	小黄鱼	15.6
	大黄鱼（养殖）	14.9
	鱿鱼	12.3
	海鳗	11.3
	银鲳鱼	10.9
	罗非鱼（背）	9.1
	海鲈鱼	7.9
	鲳鱼［平鱼］	7.7
	黄花鱼（小）	5.8
	巴鱼［鲅鱼］	3.5

食物种类	食物名称	碘含量
淡水鱼	鲫鱼	10.1
	草鱼［白鲩］	6.4
	白鲢鱼	6.7
	胖头鱼	6.6
	鲤鱼［鲤拐子］	4.7
其他	海参	28.1
蛋类	鹌鹑蛋	233
	鹅蛋	59.7
	鸭蛋	34.2
	鸡蛋	22.5
谷类及制品	糙米（有机）	14.5
	高粱米	7.0
	荞麦面	6.8
	青稞	4.0
	燕麦米	3.9
	糯米	2.0

续表

食物种类	食物名称	碘含量
	小米	1.6
	小麦粉	1.5
	大米	1.4
	莜麦	1.4
	玉米	1.1
薯类、淀粉及制品	紫薯	2.5
	马铃薯	1.2
	红薯	0.5
干豆类及制品		
	大豆	5.2
	绿豆	5.0
	芸豆	4.7
	赤小豆	4.0
	蚕豆	1.3
蔬菜类及制品		
	茴香	12.4

续表

食物种类	食物名称	碘含量
	苋菜（绿）	7.0
	辣椒(干、红)	6.0
	小白菜	5.0
	油菜	4.7
	菠菜［赤根菜］	4.6
	香菜	4.6
	空心菜	4.5
	生姜	4.3
	茼蒿	3.8
	山药	3.6
	青葱	3.5
	生菜	3.4
	油麦菜	3.1
	韭菜	3.0
	大白菜	2.4
	红萝卜	2.2

续表

食物种类	食物名称	碘含量
	毛豆（去皮）	1.8
	冬瓜	1.7
	苦瓜	1.7
	白萝卜［莱菔］	1.4
	丝瓜	1.4
	大葱	1.3
	芥蓝［甘蓝菜，盖蓝菜］	1.3
	芹菜	1.3
	胡萝卜	1.2
	豆角	1.2
	洋葱	1.2
	柿子椒［青椒］	1.1
	黄瓜	1.0
	茄子	0.8
	尖椒	0.8
	西葫芦	0.8

续表

食物种类	食物名称	碘含量
	番茄	0.7
	南瓜	0.7
	蒜薹	0.6
	甘蓝（绿）[圆白菜]	0.4
	葫芦	Tr
	菜花[花椰菜]	Tr
	莴笋	Tr
坚果		
	核桃	10.4
	杏仁	8.4
	花生	2.7
	黑芝麻	1.2
菌类		
	木耳[黑木耳，云耳]	10.1
	银耳	3.0
	香菇	2.1

续表

食物种类	食物名称	碘含量
	姬菇	2.0
	平菇	1.9
	口蘑	1.6
	蘑菇	1.3
	杏鲍菇	1.2
	蟹味菇（蛋白菇）	0.6
	金针菇	0.4
畜肉类及制品		
	牛肉（瘦）	4.1
	羊肉（瘦）	2.9
	猪肉（瘦）	1.9
禽肉类及制品		
	鸡腿肉	4.5
	鸡胸脯肉	3.2
	鸭肉（绿头鸭腿肉）	3.0
奶及奶制品		

续表

食物种类	食物名称	碘含量
	牛奶(消毒)	1.9
	酸奶	0.9

Tr：低于目前应用的检测方法的检出限或未检出。

以上数据来自中国疾病预防控制中心营养与健康所。

参 考 文 献

[1] 中华人民共和国卫生部疾病预防控制局. 迎接挑战—纪念普及食盐加碘防治碘缺乏病10周年. 2006.

[2] 中国疾病预防控制中心地方病控制中心. 碘缺乏病防治手册. 北京: 人民卫生出版社, 2007.

[3] Bougma K, Aboud FE, Harding KB, et al. Iodine and mental development of children 5 years old and under: a systematic review and meta-analysis. Nutrients, 2013, 5(4): 1384-1416.

[4] Qian M, Wang D, Watkins WE, et al. The effects of iodine on intelligence in children: a meta-analysis of studies conducted in China. Asia Pac J Clin Nutr, 2005, 14(1): 32-42.

[5] 孙殿军, 雷正龙, 刘守军. 2014年中国碘缺乏病监测. 北京: 人民卫生出版社, 2017.

[6] Shen H, Liu S, Sun D, et al. Geographical distribution of drinking-water with high iodine level and association between high iodine level in drinking-water and goitre: a Chinese national investigation. Br J Nutr, 2011, 106(2): 243-247.

[7] 中国疾病预防控制中心地方病控制中心. 2017年全国生活饮用水水碘调查报告. 2018.

[8] 朱大年, 樊小力. 生理学. 第7版. 北京: 人民卫生出版社, 2012.

[9] 郑宝山, 李社红. 医学地质学-自然环境对公共健康的影响.

北京: 科学出版社, 2009.

[10] 医学名词审定委员会, 地方病学名词审定分委员会. 地方病学名词. 北京: 科学出版社, 2016.

[11] WHO/UNICEF/ICCIDD. Assessment of iodine deficiency disorders and monitoring their elimination, A GUIDE FOR PROGRAMME MANAGERS. Third edition. Geneva: World Health Organization, 2007.

[12] 河北省地方病防治研究所, 河北医学院卫生教研组. 河北省渤海湾海滨地方性甲状腺肿病因学的调查研究. 医学研究通讯, 1984, (11): 26-27.

[13] 卢偈章, 李锡田, 杨鹤梅, 等. 高碘食盐及其腌制咸菜所致的地方性甲状腺肿. 中国地方病学杂志, 1984, (04): 44-48.

[14] 罗均明. 地方性甲状腺肿综述. 广东卫生防疫资料, 1984, (03): 120-125.

[15] Teng W, Shan Z, Teng X, et al. Effect of iodine intake on thyroid diseases in China. N Engl J Med, 2006, 354(26): 2783-2793.

[16] Roti E, Uberti ED. Iodine excess and hyperthyroidism. Thyroid, 2001, 11(5): 493-500.

[17] Liu L, Wang D, Liu P, et al. The relationship between iodine nutrition and thyroid disease in lactating women with different iodine intakes. Br J Nutr, 2015, 114(9): 1487-1495.

[18] Du Y, Gao Y, Meng F, et al. Iodine deficiency and excess coexist in China and induce thyroid dysfunction and disease: a cross-sectional study. PLoS One, 2014, 9(11): e111937.

[19] Leung AM, Braverman LE. Consequences of excess iodine. Nat Rev Endocrinol, 2014, 10(3): 136–142.

[20] Sang Z, Wei W, Zhao N, et al. Thyroid dysfunction during late gestation is associated with excessive iodine intake in pregnant women. J Clin Endocrinol Metab, 2012, 97(8): E1363–1369.

[21] Shi X, Han C, Li C, et al. Optimal and safe upper limits of iodine intake for early pregnancy in iodine–sufficient regions: a cross–sectional study of 7190 pregnant women in China. J Clin Endocrinol Metab, 2015, 100(4): 1630–1638.

[22] 何丽萍. 孕妇甲状腺功能异常对妊娠结局的影响. 中国综合临床, 2005, (03): 85–87.

[23] 刘凤, 陶芳标. 妊娠与亚临床甲状腺功能减退症的相互影响. 中华妇产科杂志, 2008, 43(10): 787–790.

[24] Connelly KJ, Boston BA, Pearce EN, et al. Congenital hypothyroidism caused by excess prenatal maternal iodine ingestion. J Pediatr, 2012, 161(4): 760–762.

[25] Weber G, Vigone MC, Rapa A, et al. Neonatal transient hypothyroidism: aetiological study. Italian Collaborative Study on Transient Hypothyroidism. Arch Dis Child Fetal Neonatal Ed, 1998, 79(1): F70–72.

[26] Nishiyama S, Mikeda T, Okada T, et al. Transient hypothyroidism or persistent hyperthyrotropinemia in neonates born to mothers with excessive iodine intake. Thyroid, 2004, 14(12): 1077–1083.

[27] Thomas JV, Collett–Solberg PF. Perinatal goiter with increased iodine uptake and hypothyroidism due to

excess maternal iodine ingestion. Horm Res, 2009, 72(6): 344–347.

[28] Kurtoğlu S, Akın L, Akın MA, et al. Iodine overload and severe hypothyroidism in two neonates. J Clin Res Pediatr Endocrinol, 2009, 1(6): 275–277.

[29] Theodoropoulos T, Braverman LE, Vagenakis AG. Iodide–induced hypothyroidism: a potential hazard during perinatal life. Science, 1979, 205(4405): 502–503.

[30] Nepal AK, Suwal R, Gautam S, et al. Subclinical hypothyroidism and elevated thyroglobulin in infants with chronic excess iodine intake. Thyroid, 2015, 25(7): 851–859.

[31] 中国营养学会. 中国居民膳食营养素参考摄入量 (2013版). 北京: 科学出版社, 2014.

[32] WHO. Recommended iodine levels in salt and guidelines for monitoring their adequacy and effectiveness. Geneva: World Health Organization, 1996 .

[33] 葛可佑. 中国营养科学全书. 北京: 人民卫生出版社, 2004.

[34] Sun D, Codling K, Chang S, et al. Eliminating iodine deficiency in China: achievements, challenges and global implications. Nutrients, 2017, 9(4):361.

[35] GB 16005—2009, 碘缺乏病病区划分.

[36] 中华人民共和国卫生部. 地方性甲状腺肿诊断标准. WS 276—2007. 北京: 人民卫生出版社, 2007.

[37] van den Briel T, West CE, Hautvast JG, et al. Serum thyroglobulin and urinary iodine concentration are the most appropriate indicators of iodine status and thyroid

function under conditions of increasing iodine supply in schoolchildren in Benin. J Nutr, 2001, 131(10): 2701–2706.

[38] Brug J, Löwik MR, van Binsbergen JJ, et al. Indicators of iodine status among adults. Dutch Nutrition Surveillance System. Ann Nutr Metab, 1992, 36(3): 129–134.

[39] Pandav CS, Yadav K, Kumar R, et al. Sustainable elimination of iodine deficiency disorders: an essential maternal and child health intervention. Natl Med J India, 2014, 27(1): 1–3.

[40] UNICEF–WHO. World Summit for Children: Mid-decade goal-Iodine deficiency disorders', report from UNICEF and WHO Joint Committee on Health Policy Special Session. Geneva: World Health Organization, 1994.

[41] GB 26878—2011, 食品安全国家标准 食用盐碘含量.

[42] 甄瑜, 王冬玲, 王强. 碘酸钾碘盐在使用中碘的损失研究. 中国地方病防治杂志, 2006, (06): 364–366.

[43] 王欣, 石福增, 苏亚楠等. 加碘盐烹饪过程中碘损失的研究. 中国预防医学杂志, 2006, (04): 261–263.

[44] 中国食物成分表. 食品碘含量. 北京: 北京大学医学出版社, 2009.

[45] GB10765-2010, 食品安全国家标准 婴儿配方食品.

[46] Ross DS, Burch HB, Cooper DS, et al. 2016 American Thyroid Association Guidelines for diagnosis and management of hyperthyroidism and other causes of thyrotoxicosis. Thyroid, 2016, 26(10): 1343–1421.

[47] 中华医学会内分泌学分会. 中国甲状腺疾病诊治指南. 2007.

[48] Chen W, Zheng R, Baade PD, et al. Cancer statistics in China, 2015. CA Cancer J Clin, 2016, 66(2): 115–132.

[49] Zimmermann MB, Galetti V. Iodine intake as a risk factor for thyroid cancer: a comprehensive review of animal and human studies. Thyroid Res, 2015, 8: 8.

[50] 中华医学会内分泌学分会, 中华医学会围产医学分会. 中国妊娠和产后甲状腺疾病诊治指南. 2012.

[51] Alexander EK, Pearce EN, Brent GA, et al. 2017 Guidelines of the American Thyroid Association for the diagnosis and management of thyroid disease during pregnancy and the postpartum. Thyroid, 2017, 27(3): 315–389.

[52] WHO. Guideline: fortification of food–grade salt with iodine for the prevention and control of iodine deficiency disorders. Geneva: World Health Organization, 2014.

[53] Aburto NJ, Abudou M, Candeias V, et al. Effect and safety of salt iodization to prevent iodine deficiency disorders: a systematic review with meta–analyses. WHO eLibrary of Evidence for Nutrition Actions (eLENA). Geneva: World Health Organization. 2014.

[54] La Vecchia C, Negri E. Thyroid cancer: The thyroid cancer epidemic – overdiagnosis or a real increase. Nat Rev Endocrinol, 2017, 13(6): 318–319.

[55] Franceschi S, Vaccarella S. Thyroid cancer: an epidemic of disease or an epidemic of diagnosis. Int J Cancer,

2015, 136(11): 2738−2739.

[56] Udelsman R, Zhang Y. The epidemic of thyroid cancer in the United States: the role of endocrinologists and ultrasounds. Thyroid, 2014, 24(3): 472−479.

英文缩略词表

缩略词	全称	中文名称
USI	universal salt iodization	普遍食盐加碘
T_3	triiodothyronine	三碘甲腺原氨酸
T_4	tetraiodothyronine	四碘甲腺原氨酸，甲状腺素
Tg	thyroglobulin	甲状腺球蛋白
	Wolff–Chaikoff	碘阻滞效应
TSH	thyroid stimulating hormone	促甲状腺激素
DRIs	dietary reference intakes	膳食营养素参考摄入量
RDA	recommended dietary allowance	推荐膳食营养素供给量
EAR	estimated average requirement	平均需要量
RNI	recommended nutrient intake	推荐摄入量
AI	adequate intake	适宜摄入量
UL	tolerable upper intake level	可耐受最高摄入量
WHO	World Health Organization	世界卫生组织
UNICEF	United Nations International Children's Emergency Fund	联合国儿童基金会

缩略词	全称	中文名称
ICCIDD	International Council for the Control of Iodine Deficiency Disorders	国际控制碘缺乏病理事会
IGN	Iodine Global Network	全球碘营养联盟
TPOAb	thyroperoxidase antibodies	甲状腺过氧化物酶抗体
TgAb	thyroglobulin antibodies	甲状腺球蛋白抗体